DE

L'HYDROTHÉRAPIE

COMME

MÉTHODE RÉVULSIVE ET DE SES APPLICATIONS

CONTRE

LES CONGESTIONS CHRONIQUES.

Mémoire lu à la Société impériale de médecine de Lyon,

PAR LE Dr LUBANSKI,

Directeur de l'établissement hydrothérapique du château de Longchêne à Saint-Genis-Laval, près Lyon, ex-directeur de l'établissement hydrothérapique de Pont-à-Mousson, ancien rédacteur en chef des Annales d'obstétrique, des maladies des femmes et des enfants, lauréat de l'Académie impériale de médecine de Paris, membre de l'Académie des sciences, arts et lettres de Dijon, de la Société des sciences de Nancy, de la Société d'hydrologie de Paris, de la Société médicale d'émulation de Paris et de Lyon, de la Société médico-chirurgicale de Montpellier, de la Société de médecine de Nancy, de celle d'Anvers, etc., etc.

(Publié par décision de la Société de médecine de Lyon.)

PARIS,
CHEZ GERMER-BAILLIÈRE,
Rue de l'École de médecine, 17.

1854.

IMPRIMERIE D'AIMÉ VINGTRINIER, QUAI SAINT-ANTOINE, 36.

DE L'HYDROTHÉRAPIE

COMME

MÉTHODE RÉVULSIVE, ET DE SES APPLICATIONS

CONTRE LES CONGESTIONS CHRONIQUES.

Il y a trois ans, j'eus l'honneur de lire à la Société un Mémoire, dans lequel je rattachais à une exposition générale de l'hydrothérapie l'examen des effets physiologiques produits par l'application de divers agents de cette méthode. L'attention que la Compagnie voulut bien me prêter, et la flatteuse approbation que je reçus de quelques-uns de ses membres, en m'engageant à persévérer dans la voie que j'avais suivie, m'ont imposé le devoir de vous communiquer de nouveau le fruit de mes études. Puisse cet accueil, qui pour moi fut une lumière, devenir aussi une tradition ; car, si la persévérance est une force, le jugement de ceux à qui la science a rendu en réputation ce qu'elle en a acquis en travaux utiles, est un point d'appui que je me plais à rechercher!

Il me paraît utile, avant tout, de rappeler la classification dans laquelle je renfermais l'action physiologique de l'hydriatrie. Quoique très-variés, les résultats qu'elle produit peuvent se réduire aux trois catégories suivantes :

1° Une fréquente déperdition du calorique et sa reproduction forcée aux dépens de l'économie amenant, en dernière analyse, un accroissement d'activité dans la mutation de la matière organique. (Méthode reconstitutive.)

2° Un appel réitéré des liquides du centre à la périphérie, excitant vivement la circulation sanguine dans les capillaires de la peau et constituant de ce côté un état permanent de fluxion. (Méthode révulsive.)

3° Une augmentation considérable de la sécrétion cutanée, ayant pour conséquence l'élimination de certains principes organiques et l'accroissement du mouvement de décomposition. (Méthode dépurative.)

La première de ces trois catégories, celle qui touche à la calorification, a été, dans mon précédent Mémoire, l'objet d'un examen spécial. Je n'y reviendrai pas aujourd'hui. Je n'avais émis sur les deux autres que des idées à peine ébauchées ; soit que mes études eussent besoin de se compléter, soit qu'en excédant certaines limites, j'eusse craint de fatiguer votre attention.

Je viens donc actuellement poursuivre cette étude ; j'y aborde la seconde catégorie des effets physiologiques de l'hydrothérapie, je cherche à la faire connaître et apprécier comme méthode révulsive.

En effet, l'hydrothérapie peut combiner quelques-unes de ses pratiques en vue d'une large et puissante révulsion, en faisant affluer les liquides vers la périphérie et en opérant ainsi une fluxion thérapeutique vers la surface cutanée. J'aurai à démontrer par la suite que ces effets sont réels. En admettant pour le moment cette démonstration comme un fait accompli, je me propose de prouver que cet afflux du sang vers la peau constitue une révulsion importante, et que cette révulsion peut s'appliquer avec succès au traitement de certaines affections chroniques.

D'abord et avant tout, personne ne saurait contester que l'appel réitéré du sang vers la périphérie et l'état fluxionnaire de la peau qui en résulte ne doivent surtout influer sur la circulation. Pour le mettre en doute, il faudrait nier la liaison étroite qui enchaîne les uns aux autres tous les phénomènes de cette fonction. Artères et veines, troncs, branches, rameaux, ramuscules, réseaux capillaires, tout est lié et coordonné pour une fonction unique ; et la solidarité entre ces différentes parties est telle qu'il est impossible d'agir sur l'une d'elles sans que cette action s'étende à tout l'ensemble du système. Donc, attirer le sang vers un point, c'est en diminuer l'afflux dans d'autres; créer une fluxion, une congestion artificielle, c'est déplacer une fluxion, une congestion morbide.

Il en résulte que si je parviens à prouver que la congestion est un élément morbide très-fréquent dans les affections chroniques, que la révulsion est le moyen le plus convenable qu'on puisse lui opposer; et qu'en même temps je démontre que la révulsion opérée par l'hydrothérapie crée, mieux que toute autre, cette contre-congestion dont je viens de parler, j'aurai atteint mon but; car vous conclurez avec moi que la méthode thérapeutique que j'emploie et que je préconise mérite à ce point de vue toute l'attentiou du praticien. . . . .

. . . .

La pathogénie de la congestion, cette question si ancienne et traitée par tant d'auteurs, ne m'a paru nulle part suffisamment résolue. La science a entassé sur ce point de riches matériaux; mais c'est une science éparse, et ce sera déjà chose utile, je le crois, que de réunir dans un tout les notions qui concourent à éclairer ce sujet dont l'importance ne peut échapper à personne. C'est là le seul mérite auquel j'ose prétendre. . . . .

Pour avoir le droit de m'en prévaloir, j'ai cherché à faire mon profit de ce qu'ont écrit sur les congestions les anciens et les modernes, et, sans parler d'Hippocrate et de Galien, de Stahl, de Fernel et de Barthez, j'ai glané surtout des idées dans le *Traité des hémorrhagies* de M. Lordat, dans le *précis d'anatomie pathologique* de M. Andral et dans l'excellente *Monographie* de M. Dubois, d'Amiens. Je dois ajouter à l'énumération de toutes ces autorités, celle des Allemands, auxquels la science doit, sans contredit, les travaux les plus achevés sur cette matière. Je citerai particulièrement le *Traité de physiologie pathologique* de M. Spiess, de Francfort, et les ouvrages, malheureusement trop peu connus en France, du professeur Schultz, de Berlin.

La définition de la congestion semblerait ne devoir présenter aucune espèce de difficulté, et cependant elle a été très-différemment comprise et exprimée par les auteurs. Nous entendrons par là un afflux anormal du sang, accompagné et suivi du ralentissement du cours de ce liquide et de la distension des capillaires de l'organe où le fait a lieu. La fluxion, la congestion, l'engorgement ne sont de cette manière que les degrés divers du même phénomène pathologique, qui n'est, en définitive, qu'un trouble de la circulation, intéressant à la fois le sang et les vaisseaux, le contenu et le contenant.

Pour comprendre la pathogénie des congestions il faut donc, avant tout, bien se rendre compte des lois qui président à la circulation et du rôle que jouent dans cette importante fonction les diverses conditions qui concourent à son accomplissement. Car, si le sang circule dans les vaisseaux sous la simple impulsion du cœur, faisant office d'une pompe foulante et aspirante, comme le ferait tout autre liquide dans des tubes inertes, la congestion n'est qu'un dérangement mécanique dans l'appareil destiné à distribuer le liquide vital dans nos tissus. Si ce liquide se meut en vertu d'une attraction dont nos organes seraient doués, alors congestion veut dire excès ou diminution de cette attraction, partant, c'est une lésion de nos organes. Le sang chemine-t-il dans les vaisseaux en vertu d'une force de progression qui lui serait inhérente, il faut demander le secret de la congestion à la vitalité de ce liquide lui-même.

Toutes ces opinions, on le sait, ont été émises et soutenues par des physiologistes d'un grand mérite, et la pathologie des congestions s'est ressentie nécessairement de tout ce qu'il y a d'exclusif dans ces théories. Il y a cependant du vrai dans chacune d'elles, et il nous semble qu'en se complétant les unes par les autres, elles peuvent jeter une grande lumière sur la question qui nous occupe.

C'est en réunissant ce qu'il y a de plus plausible dans toutes ces opinions, que M. Spiess a émis, sur le mécanisme de la circulation, des aperçus qui nous semblent éclairer le mieux cette question. Nous pensons donc avec lui que le cœur gauche se contracte à la fois, en vertu de la susceptibilité nerveuse dont il est doué et du vide qui se fait dans les artères lorsque le sang a passé dans les veines; que le sang chemine dans les artères, non seulement parce que les quantités nouvelles que le cœur y envoie sans cesse poussent celles qui les ont précédées; mais aussi parce que ces vaisseaux pourvus de fibres musculaires aident à cette progression du liquide par un mouvement alterné de dilatation et de contraction de leurs parois; que le sang, en se distribuant ensuite dans les capillaires, continue à s'y mouvoir sous la même pression à laquelle se joint une cause nouvelle, celle de la déperdition de certaines quantités de ce liquide au profit des organes, déperdition qui n'est autre chose que cette force d'attraction dont tant d'auteurs ont parlé, sans chercher à en donner l'explication; que de même, pour le retour du sang par les veines, il y a progression par la force d'impulsion venant du cœur et par la propriété contractile des vaisseaux soutenue par le jeu des valvules.

Il en résulte qu'un changement quelconque survenu dans une des conditions qui précèdent, amène du côté de la circulation un trouble, dont l'importance est proportionnée à celle de la cause, et dont la nature et le siége sont déterminés par les circonstances pathogéniques qu'il est facile d'analyser et d'apprécier. Ainsi, l'innervation du cœur, l'état matériel des vaisseaux, leur état vital, c'est-à-dire le degré de leur contractilité émanant du système nerveux, la dépense plus ou moins grande des principes nourriciers au profit d'un organe, les qualités et la quantité du liquide en circulation, peuvent devenir, dans des circonstances données, autant de causes d'un désordre qui survient dans cette fonction, et qui se traduit en une inégale répartition du sang, en son accumulation anormale dans quelques organes et son arrivée insuffisante dans d'autres, en une congestion en un mot.

En effet, ce que la théorie fait pressentir, l'expérience le démontre journellement; et les congestions produites par les diverses causes que nous venons d'énumérer se présentent on ne peut plus fréquemment à notre observation.

Telles sont les congestions dûes à un excès d'action de la part du cœur, quelle que soit d'ailleurs la cause qui trouble les fonctions de cet organe. On en a des exemples dans les hypérémies pulmonaires liées à des névroses ou à une affection organique du centre de la circulation; dans les céphalées chroniques si fréquentes chez ceux dont l'existence a été agitée par des émotions ou des passions; dans les douleurs passagères qui suivent les secousses morales, etc.

Telles sont les hypérémies de divers organes, chez les individus qui ont abusé de remèdes narcotiques ou chez ceux qui sont atteints de quelque névrose adynamique du grand sympathique (1); parce que dans cet état la tonicité

(1) Il n'est pas généralement admis que la tunique musculaire des vaisseaux soit sous l'empire immédiat du nerf grand sympathique. Certains physiologistes, considérant que tout ce qui concerne la contractilité émane de la moelle épinière, ont placé dans ce dernier organe l'origine des nerfs vaso-moteurs. Cette opinion, quelque plausible qu'elle soit, ne peut cependant pas soutenir un sérieux examen; aussi compte-t-elle de nombreux adversaires, parmi lesquels nous citerons Stilling, Henle, Spiess et notre honorable confrère M. Brachet, dont les travaux sur le système nerveux ganglionnaire sont si justement appréciés. Bien des raisons se réunissent à l'appui de la doctrine à laquelle appartiennent les noms distingués que nous venons de citer. Il suffit d'en énumérer quelques-unes; telles que, l'intégrité que conserve si souvent la circulation dans les affections confirmées de la moelle; les congestions hyposthatiques qui arrivent si promptement dans les maladies adynamiques, dans lesquelles le grand sympathique se trouve intéressé, et qui peuvent ne pas avoir lieu, même au bout d'un séjour très-prolongé au lit, dans les affections du cerveau et celles de la moelle épinière; les congestions que l'on produit presque instantanément à la suite de la section des nerfs ganglionnaires à leur pas-

des parois vasculaires est altérée, et les capillaires, devenus moins contractiles, se laissent plus facilement distendre par le sang.

Telles sont encore les congestions dues à la surexcitation du système nerveux ganglionnaire; parce qu'alors les capillaires spasmodiquement contractés forment un obstacle à la circulation et laissent le sang s'accumuler dans leur voisinage. Ici appartiennent les hypérémies pulmonaires qui entourent les foyers tuberculeux, celles qui sont liées à des phlegmasies chroniques (1) ainsi

sage au ganglion cervical, comme l'ont démontré les expériences de M. C. Bernard et celle de M. Brown-Sequard; la disparition de ces derniers résultats sous l'influence de la stimulation galvanique; et enfin la congestion du globe de l'œil à la suite de la section du trijumeau en avant du ganglion de Gasser, et l'absence de ce phénomène lorsque cette section est pratiquée au-delà du ganglion et plus près du cerveau, comme on l'a vu dans les expériences de M. Magendie complétées par celles de M. Spiess.

Tous ces motifs réunis nous font croire que c'est réellement du grand sympathique que relève la tonicité des parois des vaisseaux. Les faits pratiques nous démontrent, d'ailleurs, que les hypérémies du genre de celles dont il s'agit sont le plus fréquemment liées à des affections dans lesquelles le système nerveux ganglionnaire est particulièrement intéressé.

(1) M. Brachet, dans son excellent Mémoire, *Études physiologiques sur la théorie de l'inflammation*, a parfaitement apprécié ce genre de congestion, en insistant sur l'opportunité des *saignées abondantes* dans la péripneumonie commençante. « Dans les premiers jours de la maladie, dit-il, l'organisation inflammatoire n'est pas complète ni générale. *Une grande partie des capillaires n'est qu'engorgée ou congestionnée;* la saignée les vide rapidement. Ils renvoient de suite dans l'arbre circulatoire une quantité de sang qui vient remplacer, au moins en partie, le vide qu'avait fait celui qu'on a tiré. » Plus loin, à propos de phlegmasie au début, M. Brachet insiste sur la congestion: « il est possible de prévenir le développement de l'inflammation, en administrant l'opium à haute dose. En calmant l'irritation le remède rend impossible la fluxion: *Principiis obsta.* »

qu'aux affections névrosthéniques de tout genre (1).

Telles sont encore les congestions qui se manifestent du côté du cerveau chez les hommes adonnés à un travail intellectuel excessif, ou du côté des annexes des voies digestives chez de gros mangeurs. Chez les uns et les autres, la dépense des principes nourriciers du liquide sanguin,

(1) On voit donc que l'excès ou le défaut d'action de la part du grand sympathique peut également donner lieu aux congestions. Dans le premier cas, parce que la contraction spasmodique des capillaires fait accumuler le sang autour du point affecté, dans le second, parce que la contractilité amoindrie permet aux capillaires de se laisser distendre par le sang sans réagir sur lui. C'est en expliquant ainsi le rôle du système nerveux ganglionnaire, qu'on peut comprendre ce qu'il y a de commun dans l'action de certains agents thérapeutiques qui jouissent cependant de propriétés tout à fait opposées. L'opium qui calme et le café qui excite, produisent néanmoins, sous un certain rapport, des résultats identiques. L'affaiblissement de la contractilité vasculaire opérée par le premier, l'accroissement de cette faculté qu'occasionne le second, aboutissent également, de la manière que nous venons d'indiquer, à la congestion. Aussi, ces deux substances peuvent devenir des agents curatifs des hypérémies dépendant de l'excès ou du défaut d'action du grand sympathique. On sait quels services rendent journellement les préparations opiacées, dans les congestions qui résultent de la surexcitation nerveuse ou qui accompagnent les inflammations. Mais il existe aussi des congestions dans lesquelles le café devient un véritable médicament. Dans les fluxions chroniques du côté du cerveau ou des voies digestives, l'infusion du café est une précieuse ressource, et il est des sujets pour lesquels son usage est devenu une impérieuse nécessité. Chez les individus dont le cerveau fonctionne mal par suite d'une hypérémie chronique de cet organe, le café produit un bien-être remarquable, et éveille les facultés intellectuelles que la compression de la pulpe cérébrale enchaînait. Chez ceux dont les digestions sont pénibles par suite d'un état congestif des premières voies, le café rend aussi des services incontestables. Et si l'abus du café peut avoir, en raison même des propriétés que nous lui reconnaissons, de grands inconvénients, son usage est sans contredit, dans bon nombre d'affections chroniques, d'une utilité certaine.

Ce que nous disons du café et de l'opium s'applique également à

augmentant par suite de l'exercice exagéré des fonctions de l'organe, y fait affluer le sang qui, à la longue, distend les capillaires et détermine la congestion.

Ici se rangent également les hypérémies produites par un ralentissement du cours du sang dans les veines ; que celui-ci soit causé par une compression extérieure, ou par une inflammation ou une dilatation variqueuse de leurs parois ; ou qu'il soit occasionné par la maladie d'un organe qui, par la nature de ses fonctions, joue un rôle important dans la circulation. On peut citer en exemple les congestions du foie dans les affections du cœur droit ou du poumon, les congestions hémorrhoïdaires et utérines dans les affections de la veine porte.

Ajoutons enfin aux circonstances qui précèdent, les changements de quantité ou de qualité du liquide sanguin lui-même, comme causes déterminantes de congestions, et nous aurons la série complète de divers genres d'hypérémies. Pour ce qui concerne cette dernière espèce, nous signalerons les congestions que l'on observe si souvent chez les chlorotiques, les anémiques et dans l'alcoolisme chronique ; celles que l'on produit à volonté par les injections dans les veines ; celles qui résultent de changements brusques de la température ambiante. Car, par l'excès de la chaleur qui dilate subitement les liquides, aussi bien que par le froid qui resserre les vaisseaux de la périphérie, il résulte une disproportion entre le contenant et le contenu, dont les congestions peuvent être et sont en effet souvent la conséquence.

d'autres agents thérapeutiques dont l'action *contre-stimulante*, selon les doctrines de l'école italienne, ne peut pas être comprise différemment. L'opium et le café, comme la quinine et la digitale, comme la valériane et le camphre, peuvent devenir des contre-stimulants, des *contre-congestifs*, selon les cas auxquels ils s'adressent. (Voir à ce sujet un article récemment publié par M. Briquet, *sur le groupe des phénomènes morbides généralement désignés sous le nom de troubles cérébraux. Union médicale*, 23 février 1854.)

On le voit donc, les conditions pathogéniques des congestions sont fort nombreuses et variées, et il serait impossible de les réduire aux trois genres admis par les auteurs, aux congestions actives, passives et mécaniques. On comprend aussi que cette variété et cette multiplicité des causes impliquent nécessairement la fréquence de l'état morbide qu'elles produisent; fréquence d'autant plus facile à expliquer que, le plus souvent, les causes que nous avons énumérées se réunissent, se groupent de diverses façons, pour aboutir au même résultat pathologique.

Il serait hors de propos de nous occuper ici du siége anatomique de la congestion. Au point de vue pratique, il suffit de rappeler que c'est le réseau capillaire qui en est le théâtre; que la congestion consiste en une simple accumulation du liquide sanguin qui distend les parois de ces vaisseaux; qu'elle n'est point accompagnée de la formation et de l'exsudation d'un produit nouveau; ce qui la distingue de l'inflammation. Les recherches micrographiques résumées avec tant de clarté dans l'intéressant ouvrage de M. Dubois, d'Amiens (1), fournissent des preuves suffisantes aux propositions qui précèdent.

Pour ce qui concerne le siége topographique des congestions, on en a admis l'existence dans tous les organes et dans tous les tissus. En effet, partout où il y a des capillaires les congestions sont possibles; mais, est-il possible d'en reconnaître l'existence pendant la vie, quand il s'agit des hypérémies des parois artérielles ou de celles des enveloppes des nerfs par exemple? Rien de ce que nous avons pu observer, dans dix années d'études des maladies chroniques, ne nous autorise à le croire. Aussi, pour nous qui n'avons recours à la théorie que pour éclairer les faits qui se sont présentés à notre observation, nous n'aurons en vue dans ce qui va suivre que les hypérémies dont l'existence est révélée pendant la vie par des symptômes qu'il est impossible de méconnaître.

(1) *Préleçons de pathologie expérimentale.*

La fréquence relative avec laquelle les différents organes de l'économie se trouvent affectés de congestions, subit la loi commune à beaucoup d'autres éléments morbides. Et les prédispositions qui existent à cet égard dépendent tantôt de quelques particularités congénitales, tantôt des conditions du sexe, de l'âge, des habitudes, des professions, des maladies concomitantes, etc. Il est cependant une circonstance qui joue ici le rôle d'une cause prédisposante fort importante, c'est la préexistence des congestions sur une partie quelconque. Et l'influence de cette cause peut être facilement comprise, sans qu'il y ait besoin de recourir à l'irritation qui fait appel aux liquides (*ubi stimulus ibi fluxus*). C'est tout simplement parce que les vaisseaux qui ont subi plusieurs dilatations, ont dû perdre de leur élasticité, et se trouvent par cela même plus disposés à se laisser distendre par le sang.

Le diagnostic des congestions chroniques présente en général beaucoup de difficultés. Les symptômes, on le conçoit, varient selon l'organe qui en est atteint. Quelquefois nos moyens d'investigation nous permettent de constater une augmentation de volume, un changement de consistance et le déplacement plus ou moins marqué dans la position de l'organe affecté. D'autrefois il n'existe que des modifications fonctionnelles, résultant de la compression; mais alors les phénomènes morbides offrent beaucoup d'analogie avec ceux de la phlegmasie chronique, de la névrose, ou même d'une altération anatomique de la partie malade. La première de ces remarques s'applique au foie, à la rate, à l'utérus, aux ovaires, aux reins; la seconde concerne le cerveau, la moelle épinière et même le poumon. Pour ce qui est des membranes muqueuses, les troubles consistent particulièrement en une modification de sécrétion, s'exaspérant sous l'influence des causes qui troublent la circulation, et offrant une série de caractères que l'on désigne fréquemment sous le nom d'affections rhumatismales du tube digestif.

La marche qu'a suivie la maladie au début est un des

plus précieux éléments du diagnostic. Les congestions chroniques commencent ordinairement par des fluxions passagères, et les symptômes offrent des alternatives d'amélioration et d'aggravation, dont il faut tenir grand compte. Les malades, interrogés avec soin, ne manquent pas de raconter que les maux dont ils sont affectés, avant de devenir permanents, offraient des temps de rémission complète, qu'ils avaient d'abord, ce qu'ils appellent des crises ou des accès, que ces crises étaient souvent provoquées par des causes très-variées ; mais lorsqu'on examine ces causes, on ne manque pas de constater qu'elles appartiennent toutes au nombre de celles qui troublent la circulation ; qu'après ces crises la santé paraissait complètement rétablie ; que ce n'est que plus tard, lorsque les intervalles entre les accès ont diminué de durée, que chaque nouvelle crise aggravait leur position ; et qu'enfin les accès se succédant de plus en plus rapidement, les symptômes qu'ils accusent sont devenus permanents, et n'offrent plus que des exacerbations.

L'état de la peau fournit également des signes importants pour le diagnostic des congestions. Elle est ordinairement très-pâle, et, sans présenter positivement une de ces teintes propres aux différentes cachexies, elle en possède cependant une spéciale, qui lui donne quelque chose de blême et de transparent à la fois. Elle n'a pas, au toucher, cette rudesse désagréable qu'offre la peau des sujets atteints d'anciennes phlegmasies ou de maladies organiques. Ordinairement elle est lisse, fraîche, sillonnée par les veines superficielles aplaties, peu volumineuses et tranchant par leur couleur bleue sur le fond blanc de la surface cutanée.

La calorification chez les sujets atteints d'hypérémies présente des désordres remarquables. L'impressionnabilité au froid est quelquefois excessive, et l'on voit les malades, multipliant les moyens de précaution, arriver à ne pas pouvoir s'exposer à l'impression de l'air extérieur et succomber sous le poids de vêtements de laine dont *ils* sont obligés de se couvrir. Il en est dont on peut dire qu'ils devinent plutôt les courants d'air qu'ils ne les sentent; il leur suffit de s'asseoir entre une cheminée et une porte, même parfaitement close, pour éprouver des frissons et sentir l'impression de l'air. D'autres fois, les troubles de la calorification consistent spécialement en son inégale répartition, et cette circonstance offre quelquefois des particularités bizarres; tantôt la différence de température est remarquable entre les deux moitiés du corps; tantôt elle a lieu entre les parties inférieures et supérieures; tantôt quelques points isolés se distinguent par l'abaissement de la chaleur vitale. Tel malade se plaint du froid à l'épaule; tel autre ne le ressent qu'à un bras; chez un autre, cette sensation n'est perçue que sur le devant des jambes. Dans les congestions abdominales, le sommet de la tête est souvent le siége d'une diminution de température très-marquée, tandis qu'une chaleur brûlante y existe presque toujours dans les hypérémies céphaliques.

Parmi les causes qui augmentent les difficultés du diagnostic il faut compter surtout l'ancienneté de la maladie. Les troubles successifs de diverses fonctions, les désordres généraux et le développement inévitable des phénomènes consécutifs donnent lieu à des symptômes qui peuvent, par leur importance, masquer et le siége et la nature de l'affection. Le déplacement seul de l'organe affecté suffit quelquefois pour éveiller des accidents susceptibles de donner le change sur l'état vrai du malade. Tout le monde connaît les conséquences auxquelles conduisent souvent les déplacements de l'utérus, et il n'en est pas autrement quand il s'agit du déplacement du foie ou de la rate. J'ai publié sur ce sujet quelques faits recueillis dans les hôpitaux de Paris, dans lesquels les déplacements du foie ont pu simuler des affections abdominales et celles du poumon d'une certaine gravité (1).

Quelques réelles que soient cependant toutes ces difficultés

(1) *Journal de médecine de M. le professeur Trousseau*, 1843.

du diagnostic, il n'est pas toujours impossible de l'asseoir sur des bases assez certaines, en examinant l'état de toutes les fonctions, les conditions physiques, et, je dirais presque, les conditions morales des malades. Le plus important, c'est de ne point se laisser égarer par leurs récits, c'est de suivre pas à pas la marche de la maladie dès le début, c'est de chercher à démêler l'enchaînement des symptômes, à distinguer les accidents primitifs de phénomènes consécutifs. C'est pour n'avoir pas tenu un compte assez sévère de toutes ces circonstances que M. le docteur Fleury, dans son ouvrage sur l'hydrothérapie, nous paraît avoir rangé à tort, dans les symptômes communs des congestions, l'amaigrissement, des troubles constants du côté des voies digestives, un affaiblissement des organes génitaux et une grande sécheresse de la peau. Certes, tous ces symptômes peuvent exister, mais ils sont loin de former les traits caractéristiques de l'élément morbide qui nous occupe. Que de congestions chroniques de la moelle, par exemple, dans lesquelles les organes génitaux jouissent d'une énergie exagérée, dans lesquelles les voies digestives sont en parfait état, et l'amaigrissement n'existe point! Que d'hypérémies cérébrales qui n'éveillent que des symptômes insignifiants du côté des fonctions de la vie végétale, et dans lesquelles tous les désordres portent sur les fonctions de la vie animale (1)!

D'ailleurs, ce qu'il y a d'obscur dans les phénomènes communs s'éclaircit davantage lorsqu'on étudie les symptômes particuliers aux congestions des divers organes. La filiation des manifestations pathogéniques se déroule alors avec plus de netteté, et l'absence des signes positifs de la phlegmasie, de la névrose ou d'une dégénérescence vient en aide au diagnostic.

(1) Je me hâte de dire que, malgré cette remarque et certaines autres que je pourrais faire, particulièrement sur le mode d'application de quelques-uns des moyens hydriatriques, j'apprécie beaucoup l'ouvrage du docteur Fleury et je me plais à rendre justice aux talents, fort connus d'ailleurs, de l'auteur.

Nous allons donc étudier les hypérémies dans quelques-uns des appareils de l'économie, non pas avec la prétention de faire quelque chose de complet à cet égard, mais avec le désir d'apporter quelques éléments propres à éclairer la question, dans laquelle, au point de vue d'affections chroniques, il y a tout à faire encore.

Les hypérémies cérébrales se présentent on ne peut plus souvent dans la pratique, et offrent des symptômes d'une grande variété. C'est la sensibilité qui est le plus fréquemment affectée. La céphalalgie revenant d'abord par accès, à des intervalles plus ou moins éloignés, finit par devenir continue et s'exaspère sous l'influence de toutes les causes qui accélèrent le mouvement de la circulation. La douleur est sourde, ordinairement profonde, d'autrefois tellement superficielle que le cuir chevelu paraît sensible au toucher. Elle occupe quelquefois toute la tête, mais le plus communément seulement le sommet; les malades disent alors qu'un poids énorme semble écraser le crâne. La chaleur de la tête est souvent insupportable; parfois cependant elle est bornée à un point très-restreint, grand comme une pièce de deux francs, situé à la jonction de l'occiput avec la suture pariétale. Les appartements trop chauffés, l'exposition au soleil, ne peuvent pas être supportés par les malades. Ils ont en général un froid aux pieds permanent, malgré toutes les précautions qu'ils prennent à cet égard. Il en est qui ne peuvent pas supporter la plus légère coiffure. J'ai vu des femmes qui étaient gênées par les bonnets de l'étoffe la plus fine. Lorsque cet état dure depuis quelque temps, le caractère devient irascible et les patients recherchent la solitude. Quelquefois ils éprouvent un besoin impérieux de mouvement et la marche les soulage. D'autrefois l'immobilité la plus absolue leur est favorable. Il en est qui ont des attitudes de prédilection; ils renversent la tête très-fortement en arrière; ils affectionnent de s'agenouiller en appuyant les bras sur un meuble; ou bien ils n'éprouvent un peu de mieux qu'en élevant les bras, en se suspendant sur le bord supérieur d'une porte ou en se balançant sur un fauteuil qui n'est pas d'aplomb sur le parquet. Très-souvent les fonctions digestives restent intactes, et il est même des malades dont l'appétit est augmenté. J'affirmerai qu'il en existe aussi chez lesquels le moment de la digestion est un moment de trêve, et qui voient la céphalalgie sensiblement diminuée sous l'influence du café ou de quelques liqueurs fortes. Tandis que, chez d'autres, le moindre écart occasionne une exacerbation de la douleur. Le sommeil est souvent bon; mais on a de la peine à s'endormir, surtout lorsqu'on veille un peu plus que d'habitude. Quelques malades s'endorment plus facilement s'ils ont pris du café; d'autres ne peuvent apaiser la céphalalgie et l'état d'excitation générale qu'en se livrant au coït, après la consommation duquel ils trouvent promptement le sommeil.

A côté des symptômes qui précèdent, les facultés intellectuelles ne subissent quelquefois aucune altération. D'autrefois, au contraire, et cela le plus souvent, elles sont dans un état d'affaissement très-marqué. Tel malade, qui brillait par les qualités les plus éminentes de l'esprit, par la force de l'attention et la pénétration de l'intelligence, devient incapable de soutenir une conversation, d'écouter la lecture la plus futile, et ne peut, sans une extrême fatigue, se soumettre à l'obligation d'écrire une lettre. Et lorsqu'on étudie les causes qui l'ont amené à cet état, on voit que ce ne sont pas toujours les efforts épuisants d'un travail excessif, mais bien celles qui ont fréquemment troublé la circulation; les veilles, les passions, les excès de tout genre. Et lorsqu'on hésite sur la nature de ces troubles intellectuels, on arrive à se persuader qu'ils dépendent d'une modification qui n'a rien de fixe et que ces mêmes malades éprouvent des instants d'une disposition parfaite, où ils semblent avoir récupéré toutes leurs anciennes aptitudes. La mémoire de quelques-uns est spécialement affectée, et l'altération de cette faculté offre parfois des particularités singulières, en ce qu'elle semble n'atteindre que quelques genres de mémoire, en laissant d'autres tout à fait intacts. Un de mes malades qui avait fait abus des liqueurs alcooliques et surtout de l'absinthe, et que l'hydrothérapie a parfaitement rétabli, quoique le ramollissement cérébral ait été diagnostiqué chez lui par plusieurs confrères, avait perdu le souvenir des mots de la langue usuelle, et cependant se servait toujours de quelques mots ayant de l'analogie avec ceux qui devaient exprimer sa pensée. Son langage bizarre était inintelligible pour quiconque ne s'était pas donné la peine de l'étudier avec attention; et, chose singulière, il avait la mémoire des faits et avait conservé une certaine finesse d'esprit et de la rectitude dans le jugement.

Il arrive aussi que les troubles intellectuels auxquels la congestion chronique du cerveau donne lieu, se présentent à l'observation avec les apparences de l'aliénation mentale, de ce genre en particulier que l'on désigne sous le nom de lypémanie. Plusieurs fois sous mes yeux l'hydrothérapie a eu un succès complet dans des cas de cette nature; et elle a rendu la santé, dans le courant de l'été dernier à deux malades connus de plusieurs de nos confrères. On sait d'ailleurs que, dans un des asiles de Berlin (1), ce genre d'affection est heureusement combattu par des moyens empruntés à notre méthode.

Quelquefois les congestions céphaliques se manifestent par un trouble du côté des sens, de celui de la vue en particulier. Chez certains malades l'œil, devient très-impressionnable, non seulement à la lumière, mais aussi à l'air extérieur; il devient incapable de rien fixer, sans que cependant il soit possible de constater aucune lésion de cet organe. Chez d'autres, les troubles de cette fonction vont jusqu'à la perte complète de la vision. J'ai traité, en 1851 et 1852, un cas de cette nature. Il s'agissait d'un homme d'environ quarante ans, qui, par suite d'abus de boissons

(1) *Relation d'un voyage en Allemagne*, par le docteur Moreau, de Tours, médecin de Bicêtre. (*Union médicale* 1853.)

alcooliques, d'excès vénériens et d'excitations intellectuelles violentes, occasionnées par des événements politiques auxquels il avait pris part, avait été frappé d'une cécité presque complète, précédée et accompagnée d'affreuses névralgies sus-orbitaires. C'était une amaurose congestive compliquée d'un reste d'ancienne iritis syphilitique. La méthode hydrothérapique en a fait justice, et le malade, aujourd'hui directeur de l'un de nos chemins de fer, se livre sans peine aux occupations du bureau, après avoir été longtemps incapable de se conduire.

Je n'ignore point qu'une grande partie de tous ces symptômes peuvent dépendre de tout autre état pathologique du cerveau, et qu'ils ne sont pas absolument des signes pathognomoniques de la congestion de cet organe. Mais la marche de la maladie au début, mais les causes qui lui ont donné naissance, mais les exacerbations et les rémissions qu'on peut remarquer, circonstances sur lesquelles j'ai déjà insisté, éclairent la nature de l'affection, que confirment d'ailleurs les résultats du traitement. Du reste, ce que je viens de dire et qui est le résumé des faits que j'ai observés, a pour but de prouver que l'hypérémie chronique peut donner lieu à tous ces phénomènes, et non pas que ceux-ci soient inévitablement l'expression d'une congestion cérébrale et non de toute autre affection. Cela prouve encore que la congestion peut, tout aussi bien que l'inflammation ou la dégénérescence, occuper isolément diverses portions de la substance cérébrale, qu'elle peut affecter tantôt la substance blanche, tantôt la substance grise, ce qui s'accorde parfaitement avec les faits d'anatomie pathologique que l'on trouve dans les auteurs.

Si de la congestion du cerveau nous passons à celle de la moelle épinière, nous nous trouverons en face d'une des plus importantes questions de la pratique. La fréquence des affections rachidiennes et l'inefficacité des moyens qu'on leur oppose ne sont malheureusement que trop réelles. L'imagination des malades en est frappée avec raison, car elles déconcertent le plus souvent la science la plus expérimentée. Aussi, quand le traitement hydrothérapique commença à être connu, les malades de cette catégorie abondèrent dans nos établissements; et, quoique tous n'aient pas éprouvé des effets en rapport avec leurs espérances, il y en a eu cependant d'heureux à demi et de complètement heureux. J'eus, pour mon compte, comme mes autres confrères, des succès et des échecs. Cette différence dans les résultats obtenus par des moyens identiques, et sur des malades dont l'état paraissait offrir souvent la plus parfaite analogie, me frappa de bonne heure. Je m'appliquai à saisir toutes les nuances qui me permettaient d'asseoir sur une base certaine le pronostic que j'avais à porter, et qui, dans ma position, était d'autant plus important pour moi, que ma réputation et ma délicatesse pouvaient y être également intéressées. Je comprenais bien que les cas malheureux étaient des affections organiques de la moelle; que ceux où le succès couronnait mes efforts appartenaient à la classe des hypérémies, soit de la substance nerveuse elle-même, soit des méninges rachidiennes. Ces hypérémies, je les prenais souvent au début, avant que mes idées sur les congestions chroniques ne fussent bien fixées, pour des métastases rhumatismales ou pour une espèce d'irritation dépendant simplement d'un trouble d'innervation. Mais, dans tous les cas, l'important était de distinguer à l'avance les cas curables de ceux qui ne l'étaient point. Eh bien! j'affirme qu'il est des cas dans lesquels cette distinction est tout à fait impossible.

On comprend aisément les raisons de cette difficulté, en réfléchissant à ce qu'il y a de commun à toutes les lésions de la moelle épinière. Les affections organiques, comme les phlegmasies, les névroses aussi bien que la compression que produit la congestion, peuvent troubler de la même manière l'innervation qui part du cordon rachidien et produire des symptômes identiques.

Aussi, ce que nous avons dit à propos des congestions chroniques en général, et à l'occasion des hypérémies cérébrales, s'applique ici également. C'est dans les antécédents du malade, dans les causes qui paraissent avoir déterminé l'affection dont il est atteint, dans la marche que celle-ci a suivie au début, dans les circonstances qui paraissent aggraver ou atténuer l'intensité des phénomènes morbides, qu'il faut chercher des éléments pour le diagnostic. . . . .

Quoiqu'il en soit cependant, et quelles que soient les précautions dont on s'entoure, l'erreur est on ne peut plus facile. Quelquefois les résultats du traitement dépassent toutes nos prévisions, quelquefois aussi ils nous placent en face d'une complète déception. J'ai traité, à la même époque, deux jeunes femmes de 28 à 30 ans, atteintes toutes deux, depuis trois à quatre ans, d'une affection de la moelle épinière, avec paralysie incomplète du mouvement et de la sensibilité dans les extrémités inférieures; présentant des signes d'anervie commençante du rectum et de la vessie; ayant des mouvements involontaires, des crampes, une rétraction des orteils, et tous les symptômes d'une maladie du cordon rachidien, qui, chez toutes les deux, s'était déclarée à la suite des couches. L'une d'elles a parfaitement guéri, et son rétablissement ne s'est point démenti depuis six ans, tandis que l'autre n'a obtenu aucune espèce de résultat. Deux faits analogues se sont encore présentés à mon observation, dans le courant de l'été dernier. Deux hommes, l'un de 35 à 36 ans, l'autre ayant dépassé la quarantaine, ont subi le même traitement pendant le même espace de temps, ayant tous deux une affection de la moëlle parfaitement caractérisée, accompagnée chez l'un d'une paralysie du rectum et de la vessie, et chez l'autre de la vessie seulement. La sensibilité et la contractilité étaient, chez tous les deux, presque complètement perdues. L'un avait abusé de ses forces à la chasse, dont la passion était poussée chez lui au-delà de toutes limites, l'autre avait fait des excès de tous genre. Ce dernier, plus gravement atteint, dont la santé générale paraissait plus compromise, a obtenu une amélioration tellement remarquable qu'elle peut passer pour guérison au point de vue de l'état d'où il est parti, tandis que la position de l'autre n'a pas été modifiée.

On voit donc que, dans les cas où la maladie a déjà fait quelques progrès, il est impossible de se prononcer sur le nombre de chances heureuses que peut offrir le traitement hydrothérapique. Cette incertitude, sans s'effacer entièrement, diminue cependant de beaucoup, lorsque les affections de la moelle ne présentent que cette série des symptômes que les Allemands ont décrit sous le nom de l'irritation spinale, et dont M. le docteur Fleury a donné un tableau très-complet dans son ouvrage sur l'hydrothérapie.

« On rencontre la congestion rachidienne chronique, dit-il, sur les sujets faibles, débilités, s'étant livrés à des excès de marche, de masturbation ou de coït; elle accompagne souvent la spermatorrhée. Je l'ai observée chez des hommes ayant abusé de la chasse, de la natation, de l'escrime, des exercices musculaires très-violents.

« L'absence des phénomènes fébriles, et l'intermittence des phénomènes symptômatiques, forment le caractère essentiel de la maladie.

« Au début, les malades n'éprouvent que d'une manière fugace et irrégulière des douleurs rachidiennes peu intenses, augmentées par les mouvements du tronc et des membres; du fourmillement, de l'engourdissement dans les membres supérieurs ou inférieurs, de la courbature générale, des lassitudes spontanées, une sensation de brisure dans les articulations; les forces musculaires sont amoindries; les jambes fléchissent lorsque les malades sont restés quelque temps debout; la marche est moins assurée, vacillante, et amène au bout de peu de temps une fatigue qui oblige à s'asseoir ou à se coucher.

« Si l'exercice trop violent ou trop prolongé exaspère les accidents, il en est de même du repos trop complet, et surtout de la position horizontale; c'est le matin, en se levant, sous l'influence de la chaleur du lit, du décubitus dorsal, de l'immobilité, que la plupart des malades éprouvent la sensation la plus pénible de fatigue, de courbature générale, la difficulté la plus grande à se mouvoir. Souvent le sommeil est interrompu, troublé par des érections continuelles, non accompagnées de rêves érotiques et de pollutions.

« Plusieurs malades que j'ai observés, continue M. Fleury, ont éprouvé du côté des voies digestives des phénomènes très-singuliers, qui ont fait croire à un empoisonnement, que plusieurs médecins ont vainement essayé de rattacher à une colique plombique ou cuivreuse..... A plusieurs reprises et à intervalles plus ou moins rapprochés, en l'absence de toute cause appréciable, de toute lésion apparente de l'estomac, des vomissements violents, douloureux, incessants se sont manifestés; parfois ils ont été accompagnés de diarrhée. Chacun de ces accès a été constamment suivi d'une aggravation considérable des troubles de la sensibilité et de la motilité.

« A une époque plus avancée de la maladie, il survient souvent des douleurs qui ont un caractère tout particulier; d'une intensité variable, elles sont parfois atroces et arrachent des cris aigus aux malades; elles se font sentir dans toutes les parties du corps, mais principalement dans les membres; elles n'occupent jamais qu'un espace peu considérable et très-nettement circonscrit..... Elles sont continues, intermittentes, ou rémittentes, surviennent brusquement et disparaissent de même.

« Pendant quelque temps tous ces accidents sont franchement intermittents; mais si la maladie continue à faire des progrès, si elle n'est point énergiquement combattue par une médication appropriée, si on lui oppose un traitement inopportun et spécialement des émissions sanguines, des exutoires, des cautères, la faiblesse du système musculaire devient permanente et l'on observe alors une paralysie qui présente des caractères spéciaux fort remarquables.

Le docteur Fleury donne ensuite la description de cette

anervie à caractères spéciaux, mais nous n'y trouvons rien qui ne se rencontre dans toutes les autres paralysies.

Quoi qu'il en soit, le tableau symptômatologique qui précède est une peinture fort exacte des affections congestives de la moelle. Et c'est parce qu'il résume fidèlement ce que nous avons eu l'occasion d'observer nous-même, que nous avons cru devoir le reproduire en détail. Il va sans dire, et nous croyons que ce doit être la pensée de M. Fleury, comme c'est la nôtre, que tous les cas d'hypérémies rachidiennes ne présentent pas une série aussi complète et aussi tranchée des symptômes.

Au point de vue des causes qui ont fait naître la maladie, il est souvent impossible de la rattacher à aucune de celles que M. Fleury a mentionnées ; des veilles prolongées et de fréquentes émotions morales semblent avoir suffi dans quelques cas pour déterminer l'affection. Pour ce qui concerne la marche de la maladie, il est des sujets qui arrivent à son dernier degré de gravité, sans avoir jamais éprouvé des douleurs dans aucun point du rachis ; il en est aussi chez lesquels, pendant longtemps et avant tout symptôme de l'affection rachidienne, il existait des douleurs fugaces et circonscrites dans les diverses parties du corps. C'est dans ces cas qu'on commet souvent des erreurs, en croyant à l'existence d'une affection rhumatismale à laquelle on oppose des médications qui aggravent l'état des malades. Il est des malades également chez lesquels la sensibilité des membres, au lieu d'être émoussée, se trouve extraordinairement exaltée ; d'autres qui, pendant longtemps, ne présentent pas d'autres symptômes qu'une anesthésie bornée à la plante des pieds ou des fourmillements fugaces à l'extrémité des doigts et des orteils ; d'autres encore chez lesquels les doigts d'une seule main refusent le service. Lorsque ce dernier symptôme affecte la main droite, les malades s'en aperçoivent promptement par la difficulté qu'ils ont d'écrire. Il existe à cet égard des particularités assez singulières quelquefois. J'ai vu des malades qui pouvaient tracer tous les traits de plume perpendiculaires, mais qui éprouvaient beaucoup de gêne pour les traits horizontaux; j'en ai vus qui ne pouvaient écrire qu'en laissant pendre leur bras et n'appuyant que le petit doigt sur la table.

La calorification offre aussi des variations bizarres. Quelques-uns des malades chez lesquels le thermomètre ne révèle aucune augmentation de la chaleur, la ressentent vivement cependant, et la réaction est chez eux si rapide qu'on ne peut jamais leur ordonner assez de réfrigation à leur gré. Il en est qui redoutent excessivement le contact de l'eau chaude, et pour lesquels un bain tiède devient la cause d'une souffrance réelle. D'autres, au contraire, et ils sont les plus nombreux, craignent le froid et réagissent difficilement contre son application.

Cette grande différence dans les symptômes et leurs combinaisons si variées font que souvent on a à traiter en même temps plusieurs malades dont la position au premier coup d'œil semble n'offrir que très-peu d'analogie, et chez lesquels cependant existent les mêmes indications thérapeutiques. J'ai actuellement en traitement trois malades qui, certes, sont tous trois affectés d'une congestion chronique du rachis. Comme phénomène principal on remarque chez l'un d'eux un désordre singulier dans les mouvements des extrémités inférieures; chaque contraction volontaire des muscles en provoque d'autres, d'où résulte un nombre infini de mouvements associés, qui rendent la marche irrégulière et pénible; des douleurs fugaces mais très-vives se font sentir partout, excepté le long de la colonne vertébrale, qui n'est nullement sensible à la pression; la tonicité musculaire paraît intacte, et la marche prolongée est possible.

Une autre malade, jeune femme, semble au contraire n'être privée que de la tonicité musculaire. Elle n'éprouve aucune douleur, et paraîtrait jouir d'une santé satisfaisante sans la perte presque complète de la faculté motrice. Dans son lit, cependant, elle conserve la liberté de ses mouvements, se retournant aisément dans tous les sens, faisant mouvoir ses jambes avec force; sur un fauteuil elle peut se tenir assise dans une position normale, sans s'appuyer au besoin, et se soutenant parfaitement; mais, debout, elle s'affaisse aussitôt. Et notez que la stimulation galvanique, à l'aide de l'appareil de M. Duchesne, ne révèle aucun défaut de contractilité dans les muscles du tronc ni dans ceux des membres.

Le troisième malade offre surtout les symptômes qui doivent être rapportés à une affection des tuniques musculaires des viscères; on le croirait en proie à une intoxication métallique. A une paralysie incomplète des extrémités inférieures se joint chez lui une telle sensibilité de la peau qu'un simple attouchement y éveille des souffrances intolérables; et les douleurs d'entrailles, accompagnées de contractions spasmodiques de l'intestin, arrachent au malheureux patient des cris incessants.

Chez les deux premiers, les résultats du traitement ont déjà, en grande partie, justifié le diagnostic; l'amélioration qu'ils ont obtenue est considérable, et permet d'espérer un rétablissement complet. Chez tous les trois cependant, le pronostic n'offre pas les mêmes chances de succès; car l'expérience m'a démontré qu'il y a en général plus à espérer dans les cas où l'élément douleur a moins de part dans les symptômes, et que dans ceux, au contraire, où les souffrances constituent la partie dominante des phénomènes morbides, les résultats heureux sont plus rares et se font plus longtemps attendre. Dans un cas de cette nature, je n'ai pu parvenir à calmer les douleurs que par l'emploi des bains prolongés par la méthode de Pomme, et je crois pouvoir indiquer ce moyen comme une utile adjonction à la méthode révulsive de l'hydriatrie.

On voit par tout ce qui précède que le diagnostic comme le pronostic des affections de la moelle épinière sont loin d'offrir cette certitude que quelques auteurs leur assignent dans leurs ouvrages; qu'à l'égard de ces affections surtout, on me paraît s'avancer plus qu'il ne faudrait, quand on dit, comme l'a fait un de nos collègues, *qu'on compte presque autant de succès que de malades.* Pour ce qui me concerne, la seule chose que me permettent de dire les résultats que j'ai obtenus, c'est que dans les maladies du cordon rachidien, quelle que soit leur nature, la congestion existe toujours, soit comme élément essentiel de l'affection, soit comme complication de la lésion principale ; que, par conséquent, vu les succès de l'hydrothérapie contre les hypérémies, et l'inutilité à peu près constante des moyens ordinaires contre les maladies de la moelle en générale, on doit recourir à la méthode révulsive dans les cas même fort douteux, car il y a toujours quelque chose à y espérer et souvent beaucoup à obtenir.

Je donnerais à ce Mémoire des proportions beaucoup trop considérables, si je voulais parler avec quelque détail comme je l'ai fait pour les congestions cérébrales et rachidiennes de celles des autres organes dont il me resterait encore à vous entretenir. Je crois devoir me borner à ne vous en dire que ce qui est indispensable pour ne point tronquer la question qui m'occupe.

Les hypérémies des divers organes de l'appareil digestif se présentent souvent à notre observation, et on peut affirmer qu'il est rare de rencontrer une affection chronique dans laquelle elles soient complètement absentes. Mais ici l'élément congestion est loin d'être aussi tranché, aussi isolé, comme cela a lieu pour les maladies d'autres organes. Les symptômes qu'on observe ne sont plus les simples résultats de la compression que produit l'hypérémie ; il y a toujours une altération des secrétions, celle des fonctions d'absorption, de l'assimilation moléculaire, et enfin, une modification dans la composition des liquides. Il est souvent très-difficile de démêler, au point de vue du diagnostic, la filiation pathogénique de tous ces phénomènes, qui, comme on le conçoit bien, retentissent promptement sur tous les points de l'organisme, et donnent lieu à des complications très-nombreuses. Les seules choses que nous puissions dire ici, au point de vue du sujet qui nous occupe en ce moment, c'est que, dans les affections des voies digestives, le foie et la rate sont souvent hypérémiés, que la percussion et la palpation permettent de constater fréquemment dans ces organes une augmentation de volume qui disparaît sous l'influence du traitement hydriatrique; que la congestion joue aussi fréquemment un rôle important dans le mode de fonctionnement d'autres annexes de l'appareil digestif, et dans celui de la membrane muqueuse elle-même ; que les symptômes morbides naissent ici parfois, avec la plus grande évidence, sous l'influence des causes qui troublent la circulation; qu'ils peuvent alterner avec les résultats des hypérémies du côté de quelques autres organes ; qu'il est des malades chez lesquels ce genre de congestion se manifeste uniquement par suite d'une cessation brusque des fonctions de la peau ; et qu'enfin de tous les résultats de l'hydrothérapie, les plus constants et les plus évidents sont ceux qui concernent les voies digestives. Dans la presque généralité des cas, l'appétit se réveille promptement et acquiert souvent des proportions extraordinaires, les digestions deviennent promptes et faciles, et les modifications matérielles que l'on a pu constater, et qui ne tenaient point à des altérations organiques ou dégénérescences, rentrent peu à peu dans les limites normales.

Les congestions du poumon et de la membrane muqueuse des voies aériennes sont beaucoup plus fréquentes qu'on ne le croit généralement. Elles existent plus particulièrement chez les sujets débilités par des pertes sanguines considérables, et chez ceux dont la peau présente une très-grande impressionnabilité aux influences atmosphériques. Lorsque cette dernière disposition se trouve favorisée par de mauvaises conditions hygiéniques qui l'entretiennent et la développent, elle peut donner lieu à des congestions pulmonaires qui quelquefois simulent les lésions les plus graves des voies respiratoires. Dans le plus grand nombre de cas, l'hypérémie du poumon dure des années sans présenter d'autres symptômes qu'un peu de gène dans la respiration, de la toux avec crachats muqueux pendant la saison d'hiver, se dissipant pendant les chaleurs. Et comme, dans ces cas, les malades sont disposés à prendre beaucoup de précautions contre les influences de l'air extérieur, qu'ils usent à l'excès de boissons chaudes, de pâtes et de sirops de tout genre, qu'ils se couvrent outre mesure, *la disposition aux rhumes* augmente ; et on voit la détérioration générale suivre des progrès rapides, dont le point de départ n'existe que dans le fait que nous signalons. Quelques médecins, je dois le dire, ne comprennent pas assez cette pathogénie de bon nombre d'affections chroniques, et leurs conseils ne servent qu'à aggraver la position des malades. Aussi j'en ai vus qui, à force de soins malentendus, étaient arrivés à un tel degré de dépérissement, qu'ils passaient pour phthisiques, et que la méthode hydriatrique révulsive a cependant complètement rétablis, en amenant vers la peau une circulation énergique, et en donnant à cette membrane l'activité fonctionnelle qui lui manquait. Quelquefois les accidents fluxionnaires conservent pendant longtemps un caractère d'intermittence et simulent, à s'y méprendre, les accès d'asthme pulmonaire. Lorsque ces accès se répètent et durent pendant quelque temps, il arrive alors des symptômes consécutifs qui ne permettent pas de découvrir aisément le caractère réel de l'affection. Les signes de l'emphysème du poumon dominent, et ce n'est que dans les antécédents des malades et dans les circonstances qui hâtent le retour des accès, qu'on peut trouver des indications thérapeutiques. J'ai traité, en 1847, un malade de cette cathégorie ; il était asthmatique depuis quatorze ans, et était arrivé par degrés à l'obligation de vivre dans un état de séquestration absolue et dans une inaction complète. Il paraissait sur le point de suffoquer dans chacune de ses crises que le moindre courant d'air provoquait. De précaution en précaution, il était arrivé à ne pas pouvoir quitter le coin du feu de tout l'hiver, et cependant il ressentait encore tout changement atmosphérique au dehors. Les premières tentatives du traitement ont été chez lui on ne peut plus difficiles, parce qu'elles donnaient lieu à des suffocations ; ce n'est que lorsque la peau a commencé à fonctionner, et lorsqu'elle s'était habituée, peu à peu, au contact du froid, que le mieux s'est manifesté ; et les résultats obtenus, au bout de trois mois, ont dépassé toutes les espérances. Jamais je n'ai vu une transformation aussi prompte, aussi complète et aussi durable.

Outre les hypérémies essentielles du poumon, il existe toujours, comme on le sait, un état fluxionnaire de cet organe, accompagnant tout genre de lésions des voies respiratoires. C'est, sans doute, à cette congestion concomitante et à sa disparition sous l'influence des moyens hydriatriques, qu'il faut attribuer les espérances que le docteur Fleury a conçues pour le traitement de la phthisie pulmonaire par l'hydrothérapie. Dans les tentatives qu'il a faites à cet égard, et dans lesquelles il a obtenu un commencement de succès, il n'y a rien cependant qui puisse autoriser à croire que la diathèse tuberculeuse elle-même ait été atteinte par le traitement. Celui-ci ne me paraît avoir eu de prise que sur la congestion, sur l'élément secondaire de l'affection ; et ce serait faire une appréciation erronée et prendre une conclusion prématurée, que de vouloir expliquer autrement les résultats obtenus (1).

(1) Dans son *Mémoire sur la théorie de l'inflammation*, M. Brachet attire l'attention sur les méprises thérapeutiques du genre de celles dont nous parlons. Après avoir démontré que la congestion entoure toujours un foyer inflammatoire ou dégénéré, l'auteur s'exprime ainsi : « Cela nous explique et les déceptions des premiers fauteurs de la ciguë, et les mystifications dont les premiers partisans de la doctrine physiologique ont été les victimes. Les uns et les autres voyaient l'engorgement d'un sein, par exemple, diminuer rapidement sous l'influence du traitement qu'ils employaient ; les uns et les autres comptaient alors sur l'efficacité du remède, au point de calculer la durée d'une guérison complète sur la durée qu'avait mise à se résoudre la partie améliorée. Quelques-uns même avaient, par anticipation, donné comme guéris des engorgements squirrheux qui ne l'étaient pas et qui

Parlerai-je des congestions de l'utérus et de ses annexes? Personne ne conteste leur fréquence, ni les désordres variés auxquels elles peuvent donner lieu ; cependant elles n'occupent pas encore la place qui leur est due dans la pathogénie des maladies de la femme, et on fait souvent une trop large part à l'élément phlegmasique. Il serait curieux de rechercher quel est le nombre de ces *métrites chroniques* qui cèdent à la médication franchement antiphlogistique. Nous ne pourrions pas nous engager ici dans l'examen d'une question si importante, sans sortir du cadre dans lequel nous croyons devoir nous renfermer. A notre point de vue, les congestions utérines occupent une très-grande place dans les maladies de l'appareil génital, et c'est parce qu'il en est ainsi que les agents dérivatifs généraux, tels que les bains de mer ou de rivière forment d'ordinaire le complément indispensable de la médication qu'on leur oppose. C'est par la même raison aussi que l'hydrothérapie jouit dans le traitement de ces affections d'une réputation justement méritée et suffisamment connue pour qu'on n'ait pas besoin d'y insister.

Je me suis efforcé, dans ce qui précède, de faire ressortir l'importance d'un élément morbide trop souvent méconnu ou insuffisamment apprécié ; et si j'ai abordé parfois des détails trop élémentaires, je dois faire valoir, comme excuse, la nécessité de ma position. J'avais à vous prouver l'utilité de la dérivation hydrothérapique, je devais tenir à vous démontrer quel était l'ennemi auquel elle s'adressait, et que cet ennemi qu'elle prétendait com-

ne l'ont jamais été. Nous dirons ici ce que nous avons dit pour l'inflammation : la partie ambiante, congestionnée à sa manière a pu se résoudre sous l'influence des moyens employés, mais la partie centrale, le noyau converti en un tissu différent n'a pas pu l'être. »

Qu'on mette à la place du noyau squirrheux du sein le noyau tuberculeux du poumon, et on comprendra le rôle de la révulsion hydriatrique dans les lésions phymiques des voies respiratoires.

battre avec succès ; loin d'être une création faite pour le besoin de ma cause, n'était, au contraire, que trop souvent présent dans un grand nombre d'affections. Je ne me flatte pas d'avoir dit tout ce que comportait un sujet aussi vaste et aussi important ; mais ce que j'en ai dit dépasserait certainement mon but, si je méritais, dans votre esprit, le reproche d'avoir exagéré la valeur du rôle pathologique de la congestion. Il suffit de vous souvenir des causes qui peuvent la produire, pour m'accorder qu'elle doit occuper une grande place dans la nosologie de maladies chroniques.

Après ce qui précède, il me reste encore à prouver que, dans le traitement des congestions, l'indication curative la plus importante consiste en emploi des moyens révulsifs ; qu'en fait de révulsion, celle qui s'opère du côté de la peau est généralement considérée comme la plus puissante et la plus utile ; et qu'enfin les agents de l'hydrothérapie peuvent produire des effets révulsifs qui, par leur énergie et leur durée, ont une haute portée pratique dans la curation d'un grand nombre de maladies.

Les différentes espèces de congestions que j'ai cherché à distinguer entre elles, en examinant les circonstances pathogéniques qui leur ont donné naissance, ont cependant, personne ne peut le contester, un caractère commun. Ce caractère, c'est le fait matériel lui-même, c'est l'afflux plus considérable du sang vers un organe, c'est le ralentissement du cours de ce liquide et la dilatation des capillaires de la partie affectée. Quelle que soit donc la différence dans la nature de l'hypérémie elle-même, son expression anatomique présente toujours les mêmes caractères et réclame les mêmes moyens : détourner le sang de l'organe où son afflux est le point de départ des accidents morbides, en présentant à son activité et à la tendance qu'il a à se répartir inégalement, un point de l'économie qui peut devenir le siége de la fluxion, sans préjudice pour l'ensemble. Considérée de ce point de vue, la révulsion, quelle qu'elle soit, n'est donc qu'une substitution, et toute utile qu'elle puisse être pour conjurer les accidents en présence, elle n'est, en dernière analyse, qu'un moyen palliatif dans le traitement de la congestion. Pourquoi alors ne pas s'adresser directement à des moyens curatifs, à ceux qui, s'attaquant aux causes de la congestion, peuvent la détruire sans retour ? Cette pensée a souvent préoccupé les praticiens; mais le problème qu'elle renferme ne paraît pas avoir été résolu, malgré les efforts des partisans du contre-stimulisme italien dont la doctrine repose sur cette base. D'ailleurs, dans la majorité des cas, l'indication la plus pressante, c'est de combattre le fait anatomique lui-même, c'est de détruire la cause déterminante des accidents, pour donner aux efforts de la nature ou aux moyens dont l'art peut disposer, l'occasion et le temps d'agir contre la cause première du mal.

Ce principe thérapeutique a été admis de tout temps ; on le retrouve constamment dans les auteurs ; il domine la pratique des médecins les plus expérimentés. « Lorsque dans une maladie, dit Barthez, la fluxion sur un organe est imminente, qu'elle s'y forme et s'y continue avec activité, on doit lui opposer des attractions révulsives. Lorsqu'elle est parvenue à l'état fixe, on doit avoir recours à des attractions dérivatives. » C'est-à-dire que, dans tous les cas, il faut chercher à opérer des attractions contraires, à déplacer le liquide qui congestionne, à produire une révulsion ou une dérivation vers les parties moins importantes que celles qui se trouvent compromises par la fluxion morbide (Dubois, d'Amiens) (1). »

Traiter les congestions par la révulsion ou la dérivation n'est donc point chose nouvelle ; les prétentions de l'hydrothérapie se trouvent d'accord en principe avec l'expérience générale, et la consécration de ce principe répond à

(1) Nous confondons sciemment les deux termes de *révulsion* et de *dérivation*, car leur distinction, faite avec tant de soins par quelques auteurs, ne nous semble reposer sur rien de sérieux ni de bien utile dans la pratique.

la première question que nous nous sommes posée dans la partie thérapeutique de ce travail.

L'opportunité et la nécessité de la révulsion étant ainsi démontrées, reste la question du choix des moyens qui peuvent la produire et le choix du point de l'organisme auquel ces moyens doivent être appliqués.

Les soustractions sanguines, les excitations de tout genre, soit de la peau, soit du tube gastro-intestinal, les attractions des liquides à l'aide des moyens qui agissent sur un point limité en y diminuant la pression atmosphérique, forment la série d'agents dont on a l'habitude de se servir dans le but de produire la révulsion. Certes, tous ces procédés ont une valeur thérapeutique incontestable, et cette valeur gît surtout dans la promptitude de leur action. Malheureusement, les effets qui en résultent cessent, pour la plupart, avec l'application du moyen qui les a déterminés ; et comme ces effets sont, d'ailleurs, fort limités, on ne peut guère compter sur leur influence que dans les maladies aiguës, là où l'évolution des phénomènes morbides se fait rapidement, là où il ne s'agit que de déplacer momentanément le liquide sanguin, afin de soustraire un organe important à la fluxion dont il était menacé. Il serait superflu de chercher à démontrer que la révulsion spoliative, qu'elle se fasse par les saignées ou par les évacuations alvines répétées, ne saurait être longtemps continuée sans que l'économie entière se trouve exposée à un appauvrissement général, dont les conséquences sont faciles à calculer. Dans la majorité des congestions chroniques, l'état général de l'organisme s'oppose, d'ailleurs, à l'application des méthodes débilitantes. Le sang pèche rarement par un excès de vitalité, et les hypérémies que nous avons dit pouvoir résulter d'une augmentation *relative* de sa quantité, sont bien plus sûrement combattues par les moyens qui, en facilitant l'accès du liquide dans les vaisseaux où il n'arrivait qu'imparfaitement, rétablissent l'équilibre entre le contenant et le contenu, équilibre qui n'a cessé d'exister que d'une façon *relative*. La même remarque s'applique à la révulsion qui choisit pour le siége de son action le tube gastro-intestinal. Elle est toujours accompagnée d'une spoliation appauvrissante; et ne le serait-elle pas, qu'elle aurait l'inconvénient de s'adresser à une surface qui est le théâtre des fonctions importantes et dont l'excitation prolongée ne peut être entretenue sans de graves inconvénients. Je suis loin de vouloir nier l'importance du rôle des purgatifs; mais l'on m'accordera sans peine que leur administration présente de grands écueils lorsqu'il s'agit d'en faire durer longtemps les effets; de même qu'on ne pourra pas me contester que lorsqu'il n'est question que d'établir une simple fluxion artificielle, d'opérer un déplacement des liquides en circulation, la membrane muqueuse de l'intestin ne peut pas être le point d'élection. La peau, au contraire, est sans contredit la surface qui offre, sous ce rapport, le plus d'avantages. Son étendue, la grande quantité de sang qu'elle peut recevoir impunément, sa position qui la rend si facilement accessible à tous nos moyens d'action, et enfin, cette espèce d'antagonisme qui existe entre la périphérie et le centre, lui donnent à cet égard tous les droits possibles à nos préférences. C'est ainsi, du reste, que cette question est jugée par tous les praticiens, et M. Trousseau, dans son *Traité de thérapeutique*, n'a fait qu'exprimer une opinion généralement acceptée en disant « que la peau doit être le lieu d'élection pour toutes les révulsions de longue durée. »

Mais, si c'est à la peau que doivent s'adresser les agents de la révulsion, rien ne prouve encore que c'est aux moyens dont dispose l'hydrothérapie qu'il convienne d'avoir recours de préférence. La thérapeutique ne nous offre-t-elle pas d'autres modificateurs pouvant produire l'excitation générale de la surface cutanée? Les frictions, les bains et douches d'eau minérale, les bains d'eau de mer, l'application des agents irritants de tout genre, n'amènent-ils pas un afflux suffisant des liquides vers la périphérie? n'opèrent-ils pas une révulsion étendue et puissante? Nous ne contestons point qu'il en soit ainsi et nous reconnaissons que la thérapeutique trouve des ressources précieuses dans les moyens qui viennent d'être mentionnés. Mais l'hydrothérapie ne serait-elle qu'un moyen de plus à ajouter à ceux dont on a l'habitude de se servir, qu'elle aurait déjà des droits à l'attention des praticiens. Cependant nous disons plus, nous prétendons qu'au point de vue de la fluxion périphérique, qu'au point de vue du déplacement permanent des liquides que l'on recherche dans les congestions chroniques, notre méthode curative mérite, sous beaucoup de rapports, une préférence incontestable. Et, d'abord, quelques-uns des moyens révulsifs ordinaires n'agissent qu'en vertu d'une irritation locale qu'on ne peut souvent prolonger sans inconvénients; d'autres excitent trop vivement l'ensemble de l'économie, et nous forcent parfois à les abandonner, avant que leur action ait suffi à produire des effets durables; d'autres encore sont administrés dans des conditions telles que leur usage ne peut avoir qu'une durée restreinte, de façon que les résultats obtenus s'évanouissent quelquefois avant le retour de l'époque qui permet d'y recourir de nouveau. L'hydrothérapie se trouve sous tous ces rapports dans des conditions infiniment plus favorables. Son administration peut être longtemps continuée sans inconvénients; la fluxion périphérique qu'elle produit n'est point le résultat d'une irritation, mais bien la conséquence toute physiologique de l'accroissement d'action dans les capillaires de la peau; c'est une sorte d'exercice gymnastique des parois de ces vaisseaux exposés, par la réaction souvent répétée, à des alternatives de contraction et de dilatation qui leur imprime l'énergie convenable et y appelle les liquides.

Outre toutes ces raisons qui parlent déjà suffisamment en faveur de l'hydrothérapie, il en existe encore une et des plus puissantes. C'est que cette méthode est non seulement l'agent palliatif de la congestion, mais aussi son agent curatif; que tout en opérant ce déplacement des liquides qui constitue la révulsion, elle exerce une action directe sur les principales fonctions de l'économie en accélérant le mouvement de décomposition et d'assimilation et en produisant ainsi un véritable renouvellement de l'organisme. M. le docteur Fleury a parfaitement apprécié cette double influence de l'hydrothérapie dans le traitement des congestions. Nous nous plaisons à rendre justice à la manière dont il a compris et expliqué le rôle curatif de cette méthode dans cette circonstance. « Si l'on réfléchit, dit-il, aux conditions organiques des congestions sanguines chroniques, si l'on tient compte des causes générales qui président à leur développement, on reconnaît, *a priori*, que le meilleur traitement, le plus efficace, doit être celui qui serait en même temps révulsif et reconstitutif, celui qui, en débarrassant l'organe du sang qui l'obstrue, agirait en même temps sur la composition de ce liquide et sur l'innervation, de manière à rétablir les fonctions de nutrition et à régulariser la circulation. » Cette proposition, comme nous venons de le dire, s'applique parfaitement à l'hydrotérapie, et aucune autre méthode curative ne répond aussi complètement que celle-ci aux indications qu'elle renferme. Mais, pour ne point sortir des limites de la stricte réalité, il nous est bien permis de nous demander si cette influence reconstitutive de l'hydrothérapie, si l'action spéciale qu'elle exerce sur la composition du sang, sont telles qu'on puisse les rechercher indistinctement dans tous les genres de congestions? Nous ne le croyons point et nous prétendons que dans les cas où les liquides pèchent par un excès de plasticité, que lorsque les éléments reconstitutifs du sang se trouvent en excès plutôt qu'insuffisants, l'hydrothérapie ne peut avoir d'autre prétention que celle d'exercer purement et simplement une action révulsive, et doit confier à d'autres agents thérapeutiques les soins de modifier la composition du sang. Aussi, dans certaines congestions des annexes des voies digestives, dans celles qui accompagnent la diathèse goutteuse ou calculeuse, l'hydrothérapie n'est qu'un précieux moyen de préparation à l'usage de certaines eaux minérales. Notre pratique confirme journellement les résultats heureux de la réunion de ces deux agents thérapeutiques.

Ce que nous venons de dire des congestions spéciales à la diathèse plastique peut s'appliquer encore à certaines congestions dont le point de départ se trouve aussi dans une composition anormale des liquides, mais où ceux-ci pèchent par le défaut contraire à celui qui précède. Telles sont les congestions qui accompagnent la cachexie scrofuleuse, syphilitique ou chlorotique. L'hydrothérapie pure et simple peut bien triompher et de l'hypérémie et de l'état général de l'organisme. Mais les effets du traitement hydriatique nous paraissent heureusement influencés, et la durée de la médication est raccourcie par l'usage concomitant de certains agents pharmaceutiques (iode, brôme, fer, manganèse). Aussi, malgré quelques accusations formulées contre nous, surtout de la part des malades, de pécher contre l'orthodoxie hydrothérapique, nous ne nous empressons pas moins de recourir à l'administration des substances médicamenteuses à action spécifique, toutes les fois que nous en trouvons l'indication.

Pour ne plus revenir sur cette question d'association de divers moyens thérapeutiques, disons encore qu'il est des congestions sanguines chroniques, dans lesquelles l'usage préalable des bains de mer ou des eaux minérales à haute température nous paraît favorable. Telles sont les congestions accompagnées d'une débilité excessive, et dans lesquelles, soit en vertu de l'état spécial de la peau, soit à cause de l'impossibilité absolue de locomotion, la réaction qui doit suivre l'emploi des agents hydriatriques serait trop difficile à obtenir.

Le cadre des hypérémies chroniques qui appartiennent exclusivement à l'hydrothérapie est encore très-vaste, et l'importance de cette méthode ne nous paraît souffrir en rien des exclusions que notre pratique nous a autorisé à prononcer et dont la justesse nous apparaît tous les jours davantage.

Telle que nous la comprenons, la méthode hydrothérapique révulsive consiste principalement en des moyens de courte durée mais souvent répétés. Les frictions générales avec le drap mouillé, les bains alternants chauds et froids dans ce que nous appelons le baquet, les douches en pluie fine, les immersions générales, les bains locaux à courant continu d'eau à basse température forment la série d'agents les plus propres à exciter la circulation périphérique, à amener le sang à la surface, à distendre par de fréquentes réactions les capillaires de la peau, à produire, en un mot, toutes les conditions d'une révulsion étendue, énergique et durable.

L'attention du médecin doit, dans ce genre de médication se porter, plus que jamais, sur le degré de réaction qui suit l'emploi de chacun de ces moyens; car, c'est cette condition qui décide, et du nombre de fois qu'il convient d'y revenir dans une journée, et de la durée de leur application. Les caractères de la réaction sont, d'ailleurs, assez tranchés et aisément appréciés, et par les gens de service, et par les malades eux-mêmes, pour que le médecin se trouve dispensé d'intervenir directement dans l'application de certains moyens du traitement, pour qu'il puisse le diriger sans blesser en rien ni les convenances ni la morale. Ce n'est qu'un excès de-sollicitude, fort respectable sans doute au fond, mais très-fâcheux en application, qui a pu faire avancer le contraire à un de nos collègues en hydrothérapie. Nous ne saurions trop nous élever contre la pratique à laquelle cette exagération des soins donne lieu, et nous affirmons avoir pu agir différemment, sans aucun dommage pour nos malades, depuis plus de dix ans que l'hydrothérapie est l'agent principal de notre pratique.

La réaction est ordinairement fort difficile et incomplète chez les malades qui portent d'anciennes congestions. Et comment pourrait-il en être autrement chez ceux dont les vaisseaux périphériques longtemps privés de sang, se trouvent en quelque sorte déshabitués de lui donner accès. Chercher à faire fonctionner subitement la peau placée dans de telles conditions, c'est s'exposer à des mécomptes inévitables, c'est agir quelquefois dans le sens de l'affection que l'on veut combattre. La prudence et la logique veulent qu'on ne demande ici que très-peu à la fois, sauf à y revenir fréquemment ; car la peau ne peut faire d'exception à la loi générale ; on doit la préparer lentement et progressivement à l'accomplissement régulier de ses fonctions, tout comme on prépare lentement l'œil à la vision, ou l'estomac à la digestion, après une longue inaction de ces organes.

Un point non moins important aussi dans le traitement hydrothérapique des congestions chroniques, c'est une grande réserve dans le régime alimentaire. Malheureusement, les malades se trouvent placés entre deux écueils; l'excitation inaccoutumée de l'appétit qui survient ordinairement dès le début du traitement et la nécessité d'y résister pendant quelque temps, et de ne s'y livrer que graduellement. Pour le médecin aussi, c'est là partie la plus difficile et la plus délicate de la médication, c'est celle où son autorité et ses conseils sont le plus souvent méconnus. Il serait superflu de chercher à prouver la nécessité de cette sobriété, et l'influence nuisible que peuvent exercer sur les congestions chroniques les digestions laborieuses et un surcroît d'action du côté de l'assimilation générale. Cette influence est particulièrement remarquable quand elle se trouve réunie à d'autres conditions qui, par elles-mêmes déjà, peuvent favoriser les congestions. Telles sont, par exemple, dans certains cas, la position horizontale, l'inaction, le sommeil, etc. Aussi, il est d'usage dans nos établissements de régler les repas à l'ancienne mode, en rendant le premier plus copieux et celui du soir plus léger. Cette habitude n'est donc point une imitation banale de la manière de faire de Priesnitz ; elle a sa raison d'être qui nous paraît très-fondée.

En procédant, comme nous venons de le dire, avec les précautions relatives à la réaction et au régime alimentaire des malades, on produit promptement la révulsion périphérique et on dégage aisément les congestions internes, comme le témoigne la rémission générale de tous les symptômes et un sentiment de bien-être, de bonne disposition intérieure, d'une sorte de *légèreté*, qu'on nous passe ce mot que nous empruntons aux malades eux-mêmes. Mais, est-ce à dire pour cela que le mal soit guéri sans retour? Non ; dans la majeure partie de ces cas il n'en est pas ainsi, parce que la cause première des hypérémies n'est pas dissipée, parce que l'état particulier, soit du sang, soit de l'innervation n'est pas suffisamment modifié. C'est l'affaire du traitement ultérieur de l'hydrothérapie, c'est le moment où elle doit recourir à une autre série de ses moyens, à la réfrigération prolongée, aux réactions énergiques, aux sueurs abondantes, aux douches plus puissantes et à une alimentation plus en rapport avec les nouveaux besoins, alimentation plus tonique et plus riche en matières combustibles. Malheureusement, beaucoup de malades, et quelques médecins aussi, ne comprennent pas assez cette succession d'effets qu'il faut rechercher dans l'intérêt d'un résultat définitif et durable. Aussi il arrive souvent à l'hydrothérapie d'être victime de fausses appréciations, et de la part de nos clients, et de la part de nos confrères.

La révulsion hydrothérapique ne peut être comprise, comme je l'ai déjà fait pressentir, que par une contre-fluxion, une contre-congestion du centre à la périphérie qu'opèrent les moyens que met en œuvre cette méthode. Cette manière de la comprendre, d'accord avec les lois physiologiques, est d'ailleurs basée sur l'observation rigoureuse des faits et de toutes les circonstances qui les accompagnent. Pour en avoir la démonstration, il suffit de voir et de toucher. La peau de nos malades change promptement d'aspect; ses fonctions sont profondément modifiées ; elle se raffermit, se colore, se ranime ; la calorification s'y fait avec énergie et se répand partout d'une manière uniforme ; aussi la sensibilité aux variations atmosphériques s'émousse-t-elle d'abord et finit-elle par faire place à une résistance on ne peut plus remarquable. Quelquefois même, ce but de révulsion se trouve pour ainsi dire dépassé, et l'activité de la fluxion extérieure se manifeste par des érythèmes, des éruptions, une espèce d'irritation sous-épidermique, des démangeaisons, un sentiment de cuisson qu'il est facile de modérer et d'arrêter si l'on en reconnait la nécessité.

En fait de révulsion, je ne connais point d'autre manière de la comprendre, et j'ai quelque peine à admettre ces effets *perturbateurs* indiqués par quelques-uns des confrères dans les consultations qu'on nous communique, pas plus que je ne puis saisir cette influence, en quelque sorte mystérieuse, qu'exerce une douche sur le volume de l'organe hypérémié. A entendre un de nos collègues, lorsqu'une douche frappe le foie ou la rate, ces organes diminuent de quelques centimètres, et quoiqu'ils reviennent au bout de quelque temps *vers* leur volume primitif, ils conservent toujours le bénéfice de cette diminution (Fleury). Je n'ai pas pour habitude de contester les assertions de mes confrères; mais il me sera permis de supposer que, si les choses se passent ainsi quand il s'agit du foie et de la rate surtout, dont la structure peut bien se prêter à ce mode de contraction spontanée, on ne pourrait pas en conclure qu'il en soit de même pour la moelle épinière, le cerveau, les reins ou la matrice.

Je maintiens donc que ce n'est qu'en raison de la contre-fluxion, de la contre-congestion périphérique que l'hydrothérapie peut agir sur les fluxions ou sur les congestions intérieures. Et si j'insiste sur cette explication, c'est qu'elle me paraît importante dans la pratique comme la base de la direction des moyens et de l'appréciation des effets immédiats qui doivent en résulter.

Si les détails dans lesquels je suis entré dans le cours de ce Mémoire, dont je suis le premier à reconnaître l'imperfection, ont atteint le but que j'ai recherché, vous devez avoir acquis la conviction :

Que les congestions chroniques se présentent souvent à notre observation, soit comme élément principal, soit comme complication de divers états morbides ;

Que ces congestions peuvent se développer sous l'influence de causes très-variées; et qu'il n'y a point d'état général de l'économie dans lequel on ne puisse en constater l'existence ;

Que la révulsion périphérique est le moyen le plus rationnel et le plus efficace qu'on puisse leur opposer ;

Qu'en fait de moyens révulsifs, ceux de la méthode hydriatrique remplissent on ne peut plus complètement toutes les indications ; qu'ils répondent parfaitement à ce précepte thérapeutique que l'expérience a érigé en principe et que M. Trousseau a formulé de la manière suivante : « Etant donnée une lésion, produire artificiellement dans un autre lieu une lésion plus énergique et moins dangereuse, afin d'atténuer la première ; »

Qu'enfin, l'hydrothérapie, réunissant dans son ensemble plusieurs influences thérapeutiques, est à la fois un moyen palliatif et une précieuse ressource curative contre les congestions chroniques.

FIN.

www.ingramcontent.com/pod-product-compliance
Ingram Content Group UK Ltd.
Pitfield, Milton Keynes, MK11 3LW, UK
UKHW020410220726
13923UKWH00004B/1858

9 782019 289676